Ameni Jerbi

Aspectos atípicos dos anticorpos antinucleares

Ameni Jerbi

Aspectos atípicos dos anticorpos antinucleares

Estudo dos aspectos atípicos dos anticorpos antinucleares por imunofluorescência indireta em células Hep2

ScienciaScripts

Imprint

Any brand names and product names mentioned in this book are subject to trademark, brand or patent protection and are trademarks or registered trademarks of their respective holders. The use of brand names, product names, common names, trade names, product descriptions etc. even without a particular marking in this work is in no way to be construed to mean that such names may be regarded as unrestricted in respect of trademark and brand protection legislation and could thus be used by anyone.

Cover image: www.ingimage.com

This book is a translation from the original published under ISBN 978-620-6-71992-2.

Publisher:
Sciencia Scripts
is a trademark of
Dodo Books Indian Ocean Ltd. and OmniScriptum S.R.L publishing group

120 High Road, East Finchley, London, N2 9ED, United Kingdom
Str. Armeneasca 28/1, office 1, Chisinau MD-2012, Republic of Moldova, Europe
Printed at: see last page
ISBN: 978-620-8-05611-7

Índice

INTRODUÇÃO

Os anticorpos antinucleares são um grupo heterogéneo de auto-anticorpos (auto-Ab) dirigidos contra uma grande variedade de antigénios dos constituintes normais do núcleo da célula e, por vezes, do citoplasma (ácidos nucleicos, proteínas ou complexos de ambos). O interesse nos NAAs reside no valor diagnóstico de alguns deles no diagnóstico de conectivites e de certas doenças auto-imunes específicas ou não específicas de determinados órgãos.

ère ème A pesquisa destes auto-anticorpos é efectuada em duas fases: uma fase de 1 rastreio através de uma técnica de imunofluorescência indireta (IFI) em células Hep-2 e, se o rastreio for positivo, segue-se uma fase de 2 identificação dos alvos antigénicos através de outras técnicas imunológicas (Immunodot, ELISA, RIA, Imunodifusão, etc.). A utilização de células Hep-2 como substrato para a investigação de NAA aumentou a consciência de que a fluorescência celular citoplasmática e mitótica também pode ser reconhecida, com ou sem fluorescência nuclear (1). erDe acordo com o 1 consenso internacional sobre padrões de coloração de anticorpos anti-nucleares (ICAP), realizado em São Paulo (Brasil) em 2014, recomenda-se que a fluorescência citoplasmática e mitótica seja combinada com a fluorescência nuclear aquando da comunicação dos resultados de NAA (2). Por este motivo, vários autores propõem o termo "anticorpos celulares" em vez de NAA, o que parece ser restritivo (3) (4).

No entanto, na prática atual, a comunicação dos resultados do NAA carece de normalização entre laboratórios: um resultado é frequentemente comunicado como "positivo" ou "negativo" apenas com base na fluorescência nuclear.

Os objectivos deste trabalho foram :

-Descrever os aspectos de fluorescência nuclear, citoplasmática e mitótica observados durante a pesquisa de RNAs

-Estudar o significado clínico dos aspectos de marcação citoplasmática isolados ou associados aos NAAs.

MATERIAIS E MÉTODOS

1. PACIENTES

Este é um estudo transversal em que registámos todos os pedidos de investigação de NAA recebidos no nosso laboratório de imunologia no Hospital Universitário Habib Bourguiba em Sfax, durante um período de 11 meses (janeiro de 2021-novembro de 2021).

2. MÉTODOS

2.1. Identificação de NAAs pela técnica IFI em células Hep-2

O rastreio de NAA foi efectuado por IFI em células Hep-2 utilizando o kit Hep-2 EUROIMMUN® (Alemanha), que detecta o isótipo IgG.

A diluição de rastreio adoptada foi de 1/160 nos adultos e de 1/80 nas crianças (<16 anos).

Se for detectada a positividade do NAA, o soro é titulado a partir da diluição inicial, aumentando as diluições em cascata. O título de NAA corresponde à última diluição de soro que ainda apresenta fluorescência positiva.

Utiliza-se um microscópio de fluorescência com pelo menos 2 leitores para determinar o título e o aspeto da fluorescência nuclear, citoplasmática ou do fuso mitótico.

2.2. Identificação dos alvos antigénicos dos NAAs

2.2.1. Pesquisa de anticorpos anti-DNA autóctone

O ADN anti-nativo foi detectado por ELISA utilizando o kit EUROIMMUN® Anti-ds-DNA-NcX ELISA (Alemanha), de acordo com as recomendações do fornecedor. Este kit detecta anticorpos IgG anti-ADN nativo. Os resultados são expressos em UI/ml (unidade internacional) utilizando uma curva de calibração construída a partir de diferentes calibradores ou padrões.

Um resultado é considerado positivo acima de 100 UI/ml.

2.2.2. Pesquisa de anticorpos contra antigénios nucleares solúveis

'A deteção do antigénio nuclear solúvel Ac foi realizada pela técnica Immundot utilizando o kit EUROLINE ANA Profile 3 plus DFS (EUROIMMUN®, Alemanha), que permite a deteção de Ac do isótipo IgG dirigido contra 16 autoantigénios diferentes: RNP/Sm, Sm, SSA (nativo), Ro-52, SSB, Scl-70, PM-Scl, Jo-1, centrómero B, PCNA, dsDNA (cadeia dupla), nucleossomas, histonas, proteína ribossómica P, AMA-M2 e DFS70.

As tiras são lidas com um scanner (EUROLineScan) e os resultados são semi-quantitativos (+: fracamente positivo; ++: positivo; +++: fortemente positivo).

3. ANÁLISE ESTATÍSTICA

A análise estatística foi efectuada com recurso ao software SPSS.22.0.

Foi recebido um total de 2952 pedidos de pesquisa de NAA durante o período de estudo.

A pesquisa de NAAs revelou 2 572 resultados positivos (87%) e 380 resultados negativos (13%); uma média de 233 resultados positivos por mês.

1. CARACTERÍSTICAS EPIDEMIOLÓGICAS DE DOENTES COM ANTICORPOS ANTI-NUCLEARES POSITIVO

1.1. Repartição dos doentes por idade

A idade dos doentes com NAA positivo variou entre 1 ano e 94 anos, com uma média de 38 anos. Os grupos etários mais afectados foram os que tinham entre 40 e 60 anos, seguidos dos que tinham entre 20 e 40 anos **(Figura 1)**.

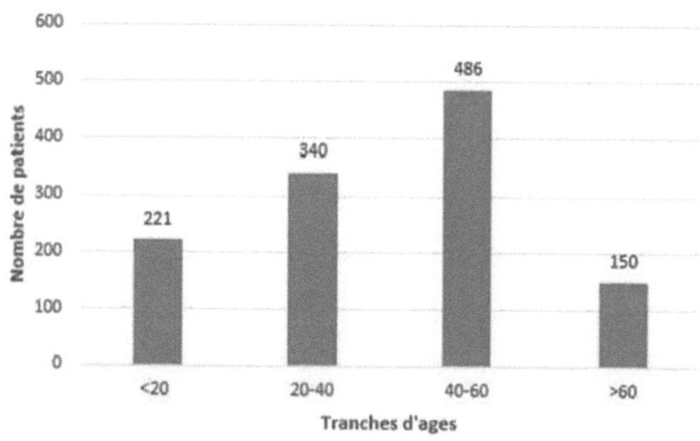

Figura 1: Repartição dos doentes com NAA positivo por grupo etário

1.2. Repartição dos doentes por sexo

Na nossa série, houve um claro predomínio do sexo feminino: 1936 mulheres (75%) e 636 homens (25%), o que dá uma relação de sexo (f/h) de 3:1 **(Figura 2)**.

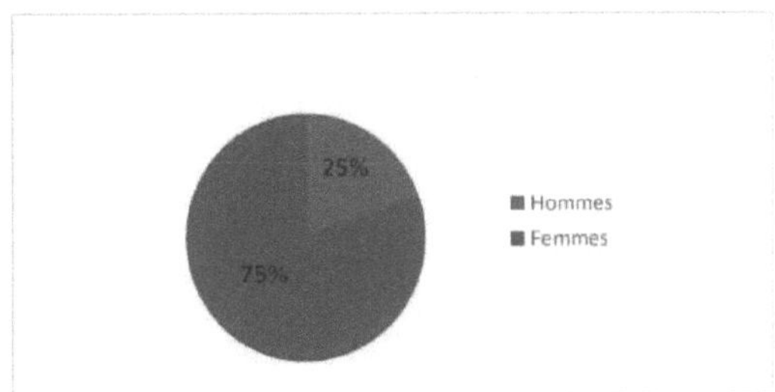

Figura 2: Distribuição dos doentes NAA-positivos por sexo

As mulheres NAA-positivas eram mais jovens (idade média de 37,6 anos) do que os homens (idade média de 41,4 anos), sem diferença estatisticamente significativa (p=0,128).

1.3. Repartição dos doentes por serviço clínico

A maioria dos nossos doentes provinha dos serviços de medicina interna (21%), pediatria (8,7%), reumatologia (7,5%), neurologia (7%), hematologia clínica (6,9%), nefrologia (6,7%), dermatologia (5,8%) e gastrenterologia (2,9%) **(Figura 3)**.

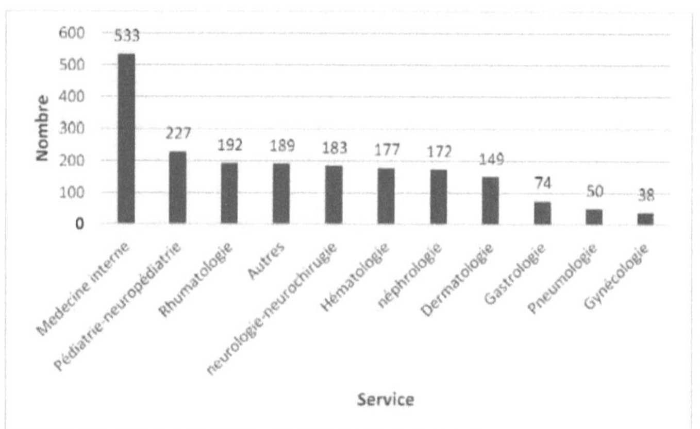

Figura 3: **Repartição dos doentes com NAA positivo por departamento**

2. ESTUDO IMUNOLÓGICO DOS RESULTADOS DE ANTICORPOS ANTINUCLEARES POSITIVOS

Os diferentes aspectos dos NAAs positivos observados na nossa série são apresentados na Figura 4.

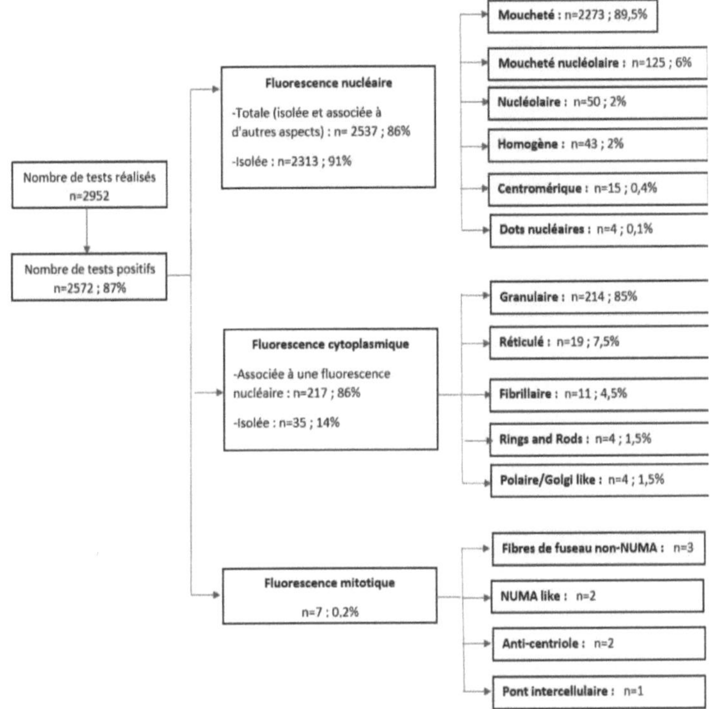

Figura 4: Distribuição dos diferentes aspectos de fluorescência dos NAAs no nosso estudo

2.1. Aspectos da marcação nuclear

Os aspectos da fluorescência nuclear mais frequentemente observados no nosso estudo foram os seguintes **(Figuras 5 e 6)**

- Manchado em 89,5% dos casos (n=2273)

* Manchas nucleolares em 6% dos casos (n=152)

- Nuclear em 2% dos casos (n=50)
- Homogéneo em 2% dos casos (n=43)

- Outros aspectos foram raros na nossa série, tais como o anti centrómero (15 casos, 0,4%) e pontos nucleares (4 casos, 0,1%).

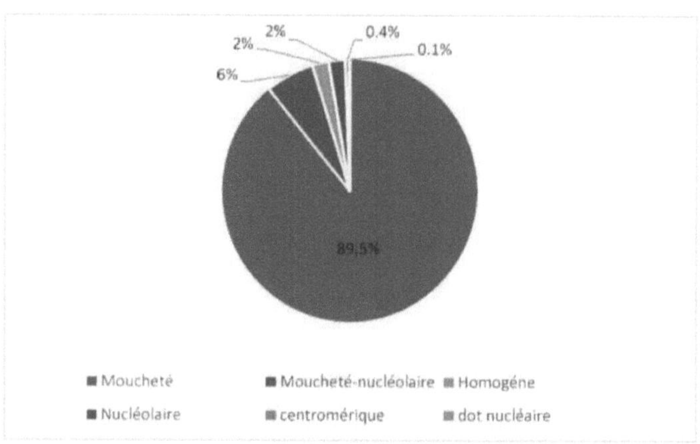

Figura 5: **Diferentes aspectos da marcação nuclear das células Hep-2 observados na nossa série**

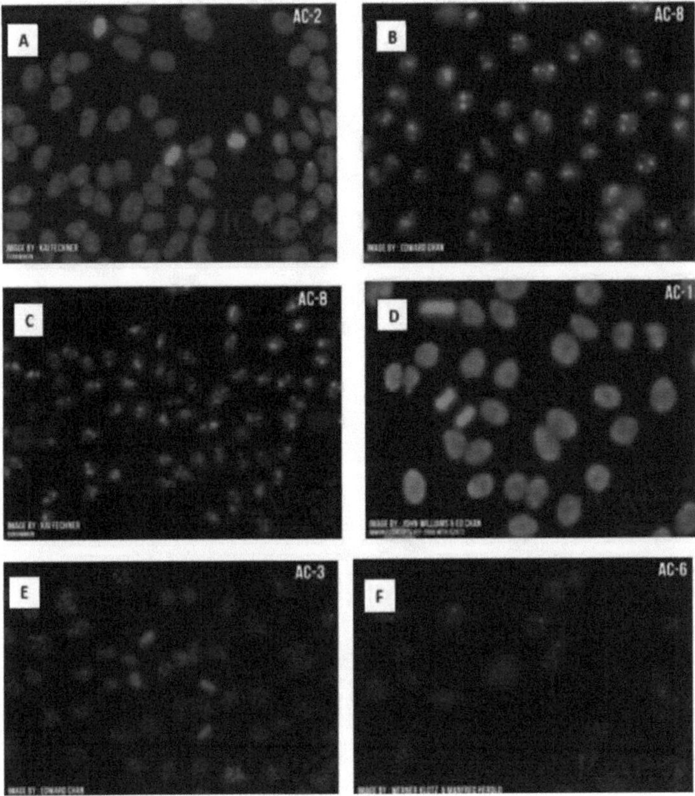

Figura 6: Os diferentes aspectos dos anticorpos antinucleares observados na nossa série, utilizando a técnica de imunofluorescência indireta em Células Hep2:

(A) Aspeto salpicado: presença de manchas finas muito pequenas em todo o nucleoplasma; (B) Aspeto salpicado nucleolar; (C) Aspeto nucleolar: fluorescência difusa em todo o nucléolo; (D) Aspeto homogéneo: fluorescência homogénea e regular em todo o nucleoplasma. As células em mitose (metáfase, anáfase e telófase) têm a sua cromatina intensamente marcada de forma homogénea e hialina; (E) Um espetro anti-centrómero: nas células em interfase, presença de aproximadamente 40 grãos grandes dispersos por célula. Nas células em mitose, estes grãos estão alinhados e sobrepostos na cromatina; (F) Aparecimento de pontos nucleares: Pontos nucleares discretos que podem ser contados (6 a 20 pontos nucleares por célula, correspondendo a pontos nucleares múltiplos, ou 1 a 6 pontos nucleares).

- Os títulos mais frequentemente observados foram: 1/320 (n=844

33%), 1/640 (n=591; 23%) e 1/1280 (n=588; 23%).

Os títulos de 1/160 e 1/80 foram menos frequentes **(Figura 7)**.

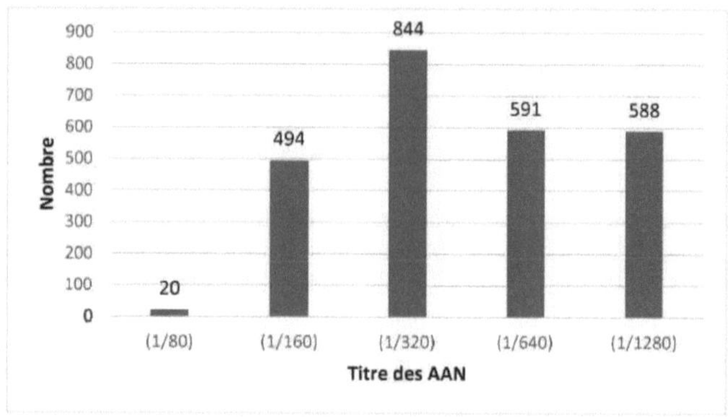

Figura 7: **Distribuição dos resultados positivos de anticorpos antinucleares por título**

2.2. Aspectos da marcação citoplasmática

A fluorescência citoplasmática das células Hep-2 foi observada em 252 doentes, ou seja, em 8,6% de todos os soros testados durante o período de estudo. Esta fluorescência citoplasmática estava associada à marcação nuclear em 217 casos (86%) e isolada em 35 casos (14%) **(figura 8)**.

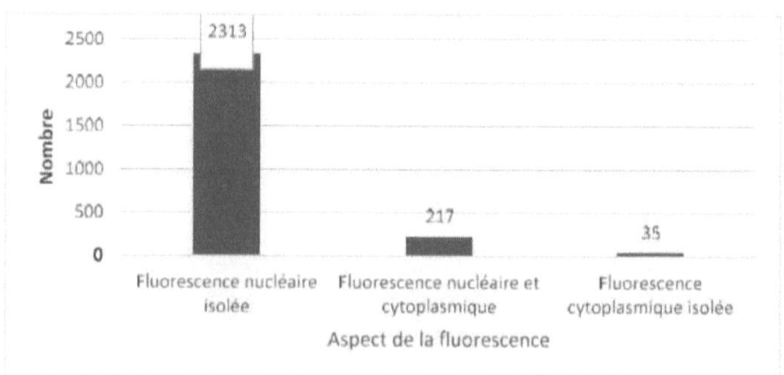

Figura 8: **Associação dos aspectos de fluorescência nuclear e citoplasmática na nossa série**

As marcas citoplasmáticas mais frequentemente observadas foram granular (214 casos, 85%), reticulada (19 casos, 7,5%), fibrilar (11 casos, 4,5%), bastonetes e anéis (4 casos, 1,5%) e polar/golgi-like (4 casos, 1,5%) (Figura 9).

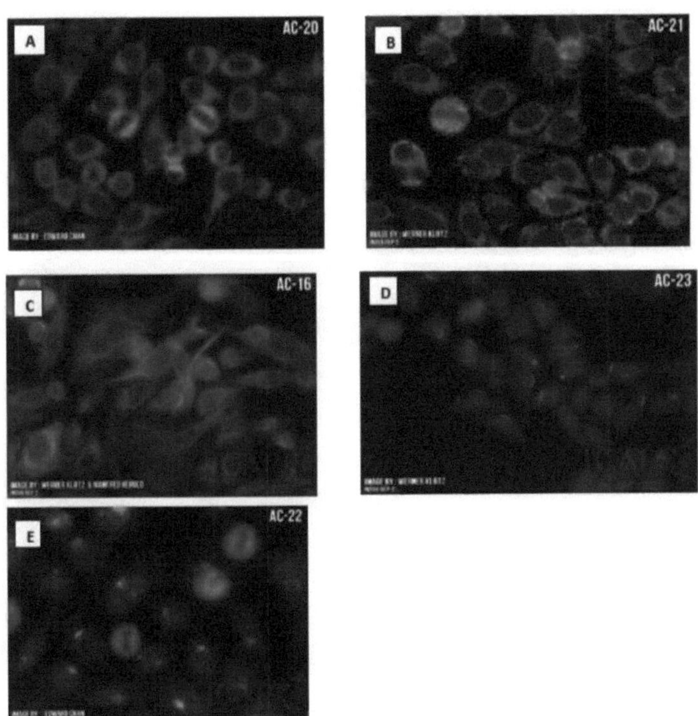

Figura 9: Os diferentes aspectos da fluorescência citoplasmática observados na nossa série:

(A) granular: granulações finas dispersas pelo citoplasma; (B) reticulada: marcação grosseira filamentosa e granular presente em todo o citoplasma fragmentado; (C) fibrilar: marcação de microtúbulos e filamentos intermédios que se estendem a partir da periferia do núcleo; (D) bastonetes e anéis: estruturas distintas de bastonetes e anéis no citoplasma de células em interfase; (E) polar/golgi-like: marcação peri-nuclear salpicada ou granular (tipo fita) com localização polar no citoplasma.

2.1. Aspectos da marcação do fuso mitótico

A fluorescência do fuso mitótico foi observada em 7 casos (0,2%).
Os diferentes aspectos foram: (Figura 10)

- Fibras fusiformes não-NUMA (3 casos)

- NuMA-Iike (2 casos)

- Anti-centioles (1 caixa)

- Ponte intercelular (1 caso)

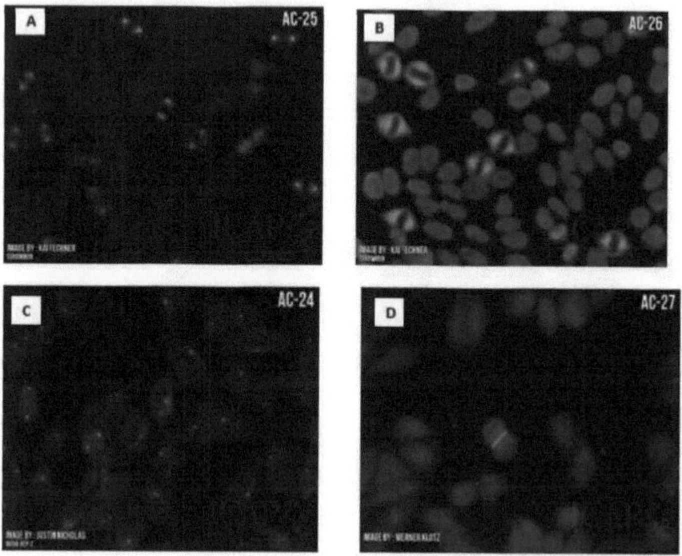

*Figura 10: Os diferentes aspectos da fluorescência do fuso mitótico
observados na nossa série: (A) Fibras do fuso não NuMA: marcação das
fibras do fuso, (B) Numa-like: fluorescência nuclear salpicada com
marcação das fibras do fuso; (C) Anti-centríolos; (D) Ponte intercelular.*

3. ESTUDO DO SIGNIFICADO CLÍNICO ASSOCIADO AOS ESPECTROS DE MARCAÇÃO CITOPLASMÁTICA

Entre os 252 casos com marcação citoplasmática associada ou
não a fluorescência nuclear, estavam disponíveis informações clínicas

para 134 doentes (53%). Os quadros I e II resumem a informação
clínica destes doentes.

Tabela I: Manifestações clínicas associadas à presença de fluorescência citoplasmática com ou sem marcação nuclear em doentes (n=134)

Diferentes aspectos da fluorescência citoplasmática	*Diagnóstico e/ou sintomas clínicos e biológicos associados*
Granulado	*Lúpus eritematoso sistémico (LES) (n=17)* *Artrite reumatoide (AR) (n=4)* *Síndroma de Gougerot Sjogren (GSS) (n=1)* *Síndrome antifosfolipídica (n=1)* *Esclerodermia (n=1)* *Miosite necrotizante (n=1)* *Síndrome anti-sintetase (n=1)* *Polimiosite (n=4)* *Dermatomiosite (n=1) Suspeita de conetividade (n=7)* *Eventos ocular (n=7)* *Manifestações neurológicas (n=7)* *Doença pulmonar intersticial difusa (n=6)Pele e membranas mucosas : Síndrome seca (n=8)* *Eventos cutânea (n=9)* *Manifestações articulares (n=15) Manifestações hematológicas (n=9)* *Citólise e colestase (n=4)*

	Défice muscular (n=1) *Manifestações obstétricas (abortos, morte fetal in utero por hematoma retroplacentário (MFUI por HRP)) (n=3)Acontecimentos eventos tromboembólicos (n=4)* *Vitiligo (n=1)*

Reticulado	*Cirrose biliar primária (CBP) (n=1)CBP+PR (n=1)*
	LES+S
	APL
	(n=1)
	SGJ
	(n=1)
	Aborto recorrente (n=1)
	Síndrome seca (n=2)
	Eventos
	articulações (n=2)
	Trombocitopenia (n=1)
	Fenómeno de Raynaud, telangiectasia (n=1)

Fibrilar	*Miosite (n=1)Acidente vascular cerebral (n=1)* *Poliartrite e boca seca (n=1) Trombocitopenia, anemia, hipogamaglobulinemia policlonal (n=3) Hipotiroidismo autoimune (n=1)* *Diabetes (n=1)* *Pericardite recorrente (n=1)*

Anéis e hastes	*Vitiligo (n=1)*
	Síndrome inflamatória biológica (n=1)
	Colestase (n=1)

Polar/golgi-like	*Dermatose anular (n=1)*
	21

Tabela II: Manifestações clínicas associadas à presença de fluorescência citoplasmática isolada (n=15)

Os vários aspectos da fluorescência citoplasmática isolada	Diagnóstico selecionado
Granulado	*Síndrome seca (n=3)* *Doença pulmonar intersticial difusa* *PID (n=2)* *LES (n=2)* *Miosite necrotizante (n=1)* *Síndrome anti-sintetase (n=1)PR (n=1)* *Doença inflamatória do sistema nervoso* *central (n=1)* *Deficiência muscular (n=1)IFMU PGR (n=1)* *Trombocitopenia (n=1)*
Fibrilar	*Diabetes (n=1)*
Reticulado	*PFC + AR (n=1)*

A presença de fluorescência citoplasmática com ou sem marcação nuclear foi associada a uma variedade de situações clínicas, tais como

"Conectividade:

A conetividade foi confirmada em 20 doentes (19%): 17 casos de lúpus, 2 casos de síndrome de Gougerot Sjogren (GSS) e 1 caso de esclerodermia.

Suspeitou-se de conetividade em 7 doentes (6 casos de LES e apenas 1
SGS).

- **Artrite reumatoide**

Quatro doentes estavam a ser tratados para a artrite reumatoide (AR)

- **Miopatias inflamatórias**

Quatro doentes tinham polimiosite, 1 doente tinha um défice muscular e outro doente tinha dermatomiosite.

Curiosamente, notámos a presença de fluorescência citoplasmática específica sem marcação nuclear em 2 doentes. Este facto foi complementado por um teste de miosite por pontos, que foi positivo para anticorpos SRP num doente e para anticorpos Jol no outro. Com base em todos os dados clínicos, bioquímicos e imunológicos, foram estabelecidos os diagnósticos de miopatia necrosante e síndrome anti-sintetase nos 2 doentes, respetivamente.

- **Doença pulmonar intersticial difusa**

Foi observada marcação citoplasmática em 6 doentes seguidos por doença pulmonar intersticial difusa (DILD).

- **Hepatopatia**

O diagnóstico de cirrose biliar primária (CBP) foi confirmado num doente e suspeitado em 4 outros devido à presença de citólise e estase biliar.

Tivemos outro caso interessante de um doente com AR para o qual tinha sido pedido NAA. A IFI mostrou uma coloração citoplasmática cruzada sugestiva de ADN anti-mitocondrial. A investigação posterior confirmou a presença de anticorpos anti-mitocondriais do tipo M2 e o diagnóstico de PBC associado a AR.

- **Sintomas articulares**

As AAN foram muito solicitadas nas manifestações

poliartralgia em 18 doentes.

- **Manifestações neurológicas**

As manifestações neurológicas estavam presentes em 7 doentes:

4 casos de acidente vascular cerebral, 2 casos de mielite e 1 caso de doença inflamatória do sistema nervoso central.

- **Manifestações oculares**

Foram observadas manifestações oculares em 7 doentes sob a forma de uveíte (5 casos), ptose (1 caso) e neuropatia ótica retrobulbar (1 caso).

- **Manifestações hematológicas**

Oito doentes tinham trombocitopenia, 3 tinham anemia e um tinha síndrome de ativação macrofágica.

- **Manifestações mucocutâneas**

Foram observadas manifestações mucocutâneas em 19 doentes, sob a forma de síndroma óculo-bucal seco (10 casos) ou sinais mucocutâneos (9 casos).

- **Eventos trombo-embólicos**

Quatro doentes apresentavam trombose venosa profunda (TVP) em diferentes localizações (membros inferiores (2 casos), veia central da retina (1 caso), veia jugular interna (1 caso)). Suspeitou-se de síndrome antifosfolipídica num doente.

- **Manifestações obstétricas**

Registou-se um caso de morte fetal in utero e 2 casos de aborto recorrente.

- **Outros sinais de autoimunidade**

Foram solicitados NAAs em 2 casos de vitiligo, um caso de hipotiroidismo autoimune e um caso de diabetes.

DISCUSSÃO

Os NAAs são auto-anticorpos dirigidos contra determinantes antigénicos nos núcleos das células do corpo.

Os NAA podem ocorrer no contexto de doenças auto-imunes não específicas de um órgão (como o LES, a síndrome de Gougerot Sjogren, a esclerodermia sistémica, a doença mista do tecido conjuntivo, a dermatomiosite, etc.) ou no decurso de certas doenças auto-imunes específicas de um órgão, nomeadamente as doenças auto-imunes do fígado.

Podem também ser observados em diversas situações como cancro, leucemia aguda ou crónica, infeção (com parvovírus B19 ou vírus Epstein-Barr) ou em indivíduos aparentemente saudáveis, com uma prevalência de 5 a 30% (5), particularmente em mulheres grávidas, mulheres com mais de 40 anos e idosos.

Em geral, os NAA são considerados um bom teste de rastreio para as doenças do tecido conjuntivo, dada a sua boa sensibilidade, embora careçam de especificidade.

1. MÉTODOS DE DETECÇÃO DE AAN

1.1. O substrato

O LTFI é atualmente o método mais utilizado para a deteção de NAAs. Trata-se de uma técnica simples, rápida e eficaz, perfeitamente adaptada à análise em série.

O LTFI pode ser realizado em vários substratos, como culturas de células Hep-2 ou secções de órgãos (fígado, rato). O desempenho analítico destes substratos não é equivalente. As células Hep-2 são o substrato de eleição para a investigação de NAA. São derivadas de culturas de células tumorais (carcinoma laríngeo humano; Hep-2: linha de células epiteliais humanas do tipo 2).

Em comparação com os cursos de órgãos (fígado, rato) utilizados anteriormente, as células Hep-2 têm a vantagem de possuir um núcleo grande, antigénios nucleares abundantes, citoplasma abundante e células em diferentes fases do ciclo celular, permitindo a deteção de NAAs dirigidos contra antigénios-alvo presentes apenas em determinadas fases do ciclo celular.

ceePor exemplo, a IFI em llules H p-2 é o "padrão de ouro" para o rastreio de AAN (6) (7).

1.2. Limiar de positividade

O limiar de positividade dos NAA é há muito objeto de debate.

[5]A Liga Europeia contra o Reumatismo (EULAR) e o Colégio Americano de Reumatologia fixaram recentemente o valor limite para a positividade dos NAA em 1:80 (8).

No entanto, na prática, este limiar tem de ser determinado pelo laboratório, de modo a discriminar melhor entre indivíduos saudáveis e indivíduos com doença do tecido conjuntivo. Podem ser utilizados vários limiares: 1:40, 1:80, 1:100, 1:160 e 1:200 (9) (10). No entanto, os limiares mais comummente utilizados por rotina são 1:80 e 1:100.

No nosso laboratório, o nosso limiar de positividade é fixado em 1:160 para os adultos e 1:80 para as crianças, porque a baixa positividade do NAA nas crianças reflecte frequentemente uma patologia inflamatória ou mesmo autoimune (11).

O limiar de positividade escolhido influencia a taxa de positividade dos NAA. Por exemplo, a taxa de positividade na população saudável situa-se entre 25 e 30% para um limiar de 1/40, 10 a 15% para 1/80 e 5% para 1/160 (7,12).

2. ESTUDO DOS EFEITOS POSITIVOS DA AAN

2.1. Prevalência de NAAs positivos

A prevalência de NAAs positivos varia na literatura, não só em função dos diferentes reagentes utilizados (variabilidade inter-reagentes), mas também dentro dos laboratórios que utilizam o mesmo reagente (variabilidade intra-reagentes: diluição das amostras, limiar de positividade, ampliação da objetiva utilizada pelos leitores, etc.). (13).

Esta prevalência varia entre 26,7% (14) e 39,7% (15), com um limiar de 1:80 até 53% (16).

No nosso estudo, a prevalência de NAA positivo foi de 87%, o que parece ser elevado em comparação com a literatura. Este facto pode ser explicado, por um lado, por uma boa probabilidade pré-teste. De facto, a maioria dos pedidos de testes de NAA no nosso laboratório provém de departamentos hospitalares como a medicina interna e a reumatologia, onde os doentes são monitorizados para doenças auto-imunes ou inflamatórias.

A prevalência de NAA positivos também depende do limiar de positividade (17). Embora tivéssemos limiares mais elevados, também tivemos uma elevada prevalência de NAAs positivos, o que sugere que existem diferenças geo-epidemiológicas na prevalência de NAAs. Também foi sugerido um aumento da prevalência de NAAs positivos nos últimos anos. Um estudo recente realizado pelo National Survey of Health and Nutrition of Americans (Inquérito Nacional sobre a Saúde e a Nutrição dos Americanos), no qual os soros de 14 211 residentes dos EUA com mais de 12 anos de idade, recolhidos ao longo de três períodos (1988-1991, 1999-2004 e 2011-2012), foram sistematicamente testados para deteção de NAAs num laboratório por IFI em células HEp-2, tendo os resultados sido correlacionados com dados clínicos. Os resultados indicam que existe uma tendência clara e estatisticamente significativa para um aumento do número de americanos seropositivos ao longo dos anos, em especial no período mais recente (de 11% e 11,5% para 15,5%).

Mais recentemente, os auto-anticorpos são frequentemente detectados em doentes com COVID-19, reflectindo possivelmente um papel patogénico da desregulação imunitária. De acordo com Simone et al, a prevalência de AAN nesta população foi de 33% (18). Peker et al verificaram que 18% dos doentes com COVID-19 eram positivos para NAA (19). Estes estudos apoiam ainda mais o envolvimento do SARS-CoV-2 no desencadeamento da autoimunidade. No entanto, é difícil estabelecer a relação causal entre a covid-19 e a autoimunidade.

Foi sempre referido que os NAA são mais frequentes nas mulheres (20,1%) do que nos homens (11,4%), nos indivíduos com mais de 50 anos (20,5%) do que nos jovens (13%) e nos afro-americanos (18,1%) do que noutros grupos étnicos (20).

Na nossa série, A AAN também foi mais comum nas mulheres. De um modo geral, as doenças auto-imunes (DAI) são mais frequentes em mulheres de todas as idades, mas sobretudo em mulheres jovens. Vários mecanismos poderiam explicar o papel agravante dos estrogénios e o efeito benéfico dos androgénios nas AIDs. Os estrogénios aumentam a secreção de prolactina e de hormonas de crescimento, que podem elas próprias desempenhar um papel na proliferação dos linfócitos T e B (21). Os androgénios, pelo contrário, parecem exercer principalmente efeitos inibidores da resposta imunitária em geral e da autoimunidade em particular, através de mecanismos que actuam diretamente nas células do sistema imunitário (aumento da atividade dos linfócitos T reguladores) ou em determinados órgãos-alvo.

Estas observações sugerem que a deficiência de androgénios pode estar associada ao desenvolvimento de manifestações imunopatológicas (22).

2.2. Os principais aspectos das AAN

O aspeto observado na IFI reflecte a distribuição celular dos autoantigénios, que podem difundir-se livremente no citosol ou, pelo contrário, restringir-se a uma determinada estrutura ou organelo. O aspeto da fluorescência aponta geralmente para especificidades antigénicas.

De acordo com o consenso ICAP (1), podem ser observados 3 tipos de fluorescência nas células Hep-2 por IFI, dependendo da localização dos alvos antigénicos na célula: nuclear, citoplasmática ou mitótica (figura 11).

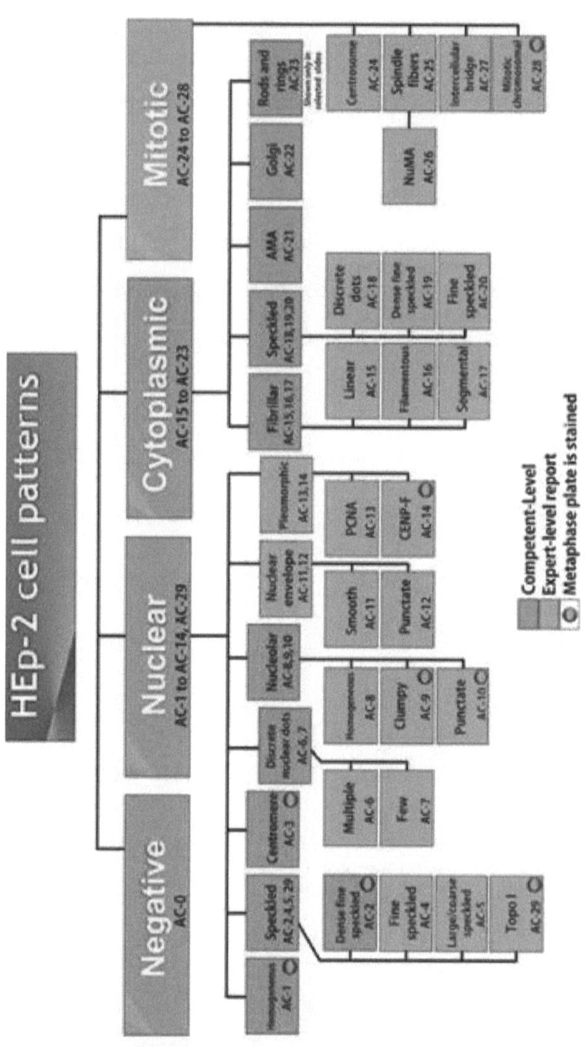

Figura 11: Nomenclatura e árvore de classificação para os aspectos da fluorescência nuclear, citoplasmática e mitótica por imunofluorescência indireta em células Hep2.

Enquanto alguns destes aspectos, especialmente os nucleares, estão bem descritos e estudados na literatura, outros são menos conhecidos e muitas vezes não são referidos pelos biólogos.

2.2.1. Aspectos da fluorescência nuclear

Classicamente, a fluorescência nuclear observada é do tipo homogéneo, salpicado, nucleolar, centromérico e, mais raramente, do tipo "em Cada um destes aspectos da fluorescência pode ser observado isoladamente ou em pontos nucleares associados aos outros aspectos.

A fluorescência homogénea dos núcleos pode ser dada por várias especificidades antigénicas, tais como anti-DNA, anti-nucleossoma e anti-histona Ac.
Quando o título de NAA homogéneo é elevado, pode ocorrer um realce periférico que deve ser distinguido da fluorescência da membrana nuclear.

- A fluorescência salpicada é produzida principalmente por anticorpos contra antigénios nucleares solúveis, também conhecidos como anti-ENA ("antigénios nucleares extraíveis") (ou anti-ECT para "extrato de células tímicas"). Estes anticorpos podem ser dirigidos contra uma grande variedade de alvos antigénicos que podem ser identificados por testes específicos (imunodot, ELISA, etc.). Na nossa série, o aspeto salpicado foi o mais frequente.

- A fluorescência nucleolar homogénea é observada nas seguintes especificidades antigénicas principais: PM/Scl, NOR-90, fibrilarina, U3RNP e principalmente associada à esclerodermia.

- Os anticorpos anti-centrómeros podem ter como alvo antigénico CENP-A (p17), -B (p80), -C (p140), -D (p50), -F (p400). São encontrados principalmente no decurso da síndrome de

CREST (80 a 100% dos casos), mas também na síndrome de Reynolds (CBP + esclerodermia) e em várias outras doenças auto-imunes (LES, Gougerot-Sjogren, etc.).

2.2.2. Aspectos da fluorescência citoplasmática e seu significado clínico

A observação de fluorescência citoplasmática quando os NAAs são detectados por IFI em células HEp-2 está longe de ser excecional.

Pode estar associada à fluorescência nuclear ou isolada, caso em que pode não ser mencionada e ser subestimada.

A prevalência da fluorescência citoplasmática varia na literatura de 4,9% (23) a 10,3% (24). No nosso estudo, a marcação citoplasmática foi observada em 8,6% dos soros testados. Esta marcação foi isolada em 0,8% dos casos.

A partir do momento em que a fluorescência citoplasmática é considerada significativa, e não um simples ruído de fundo, a sua interpretação terá em conta o seu aparecimento. A frequência destes diferentes aspectos varia de série para série, tendo nós identificado vários aspectos citoplasmáticos nas nossas séries:

- O aspeto citoplasmático granular (grosseiro, fino e difuso) foi mais frequente nos nossos doentes. Foi observado em 63% dos doentes com coloração citoplasmática, o que está de acordo com os dados de uma série inglesa que registou a sua presença com uma frequência de 66% (25). Este aspeto tem sido observado nas doenças do tecido conjuntivo, nomeadamente no LES e nas miopatias inflamatórias.

- ème O aspeto reticulado foi o segundo aspeto observado em termos de frequência em 7% dos doentes. No nosso estudo, foi associado à PBC com anticorpos anti-mitocôndria M2 em 2 de 11 doentes. Seema Chhabra et al. encontraram este aspeto na PBC isolada ou associada a hepatite autoimune (23).

É interessante notar que três doentes apresentavam fluorescência citoplasmática isolada que contribuiu para os seguintes diagnósticos: miosite necrosante com Ac anti-SRP específico num caso, síndrome anti-sintetase com Ac anti-Jo1 noutro caso e PBC com Ac anti-mitocondrial do tipo M2 associado a AR no terceiro doente.

- A aparência fibrilar foi rara nos nossos doentes. Não estava associado a doenças reumáticas sistémicas auto-imunes.

Os nossos dados estão, portanto, de acordo com o que foi descrito na literatura (23).

- Uma aparência de aparelho anti-Golgi com fluorescência citoplasmática peri-nuclear crescente não foi comum na nossa série (1,5%). Esta aparência foi associada a várias patologias. O significado destes anticorpos permanece pouco claro e controverso na literatura (26): enquanto alguns autores associam estes anticorpos ao desenvolvimento da síndrome de Gougerot e à doença reumática de longa duração (23), outros não encontram qualquer associação patológica (1). A rara prevalência deste aspeto e a heterogeneidade dos resultados de acordo com os estudos são responsáveis por estes resultados discordantes.

- Para o aspeto Anel e Hastes, a prevalência foi baixa, de 1,5%. A presença desses Ac foi associada a várias situações clínicas, como vitiligo e colestase. Na literatura, este aspeto é raro (14) e é frequentemente relatado em

- doentes com hepatite C em tratamento com Interferão-Zribavirina

(14). Não dispúnhamos de doentes com hepatite C.

2.2.3. Aspectos da fluorescência do fuso mitótico

A prevalência de fluorescência do fuso mitótico descrita na literatura varia entre 0,4% (23) e 1% nas maiores coortes, como a de Betancur et al (16), que incluiu 113.491 pedidos de NAA.

Este aspeto é, por conseguinte, considerado como um dos mais raros na prática atual.

(14).

Podem ser observados vários aspectos: centrossoma, fibras do fuso (NuMA-like e não-NuMA), ponte intercelular e cromossoma mitótico. O aspeto NuMA-Iike foi o mais frequente na nossa série, com uma prevalência de 0,06%, próxima da relatada num estudo chinês de 0,04% (27). Este aspeto foi mais frequente noutros estudos: 0,7% numa coorte europeia (28) e 0,4% na coorte de Betancur et al(16). A raridade deste aspeto e o facto de não ser sistematicamente relatado pelos biólogos contribuem para a heterogeneidade dos resultados.

Embora muitos dos aspectos de fluorescência do fuso mitótico pareçam não ter interesse clínico, o aspeto NuMA-Iike é de maior interesse, uma vez que tem sido associado a doenças auto-imunes (14).

CONCLUSÃO

No nosso estudo, registámos todos os pedidos de pesquisa de NAA recebidos no nosso laboratório durante um período de 10 meses. [1]Analisámos os diferentes aspectos (nuclear, citoplasmático e mitótico) observados pela IFI de acordo com a classificação I ICAP e estudámos o significado clínico dos aspectos citoplasmáticos associados ou não à marcação nuclear.

Os NAAs são frequentemente procurados em biologia clínica. Os NAAs têm interesse devido ao valor diagnóstico de alguns deles no diagnóstico de conectivites e de certas doenças auto-imunes, que podem ou não ser específicas de um órgão. Contudo, na prática atual, a comunicação dos resultados dos NAA carece de normalização entre laboratórios.

No nosso estudo, identificámos todos os pedidos de pesquisa de NAA recebidos pelo nosso laboratório durante um período de 10 meses. Analisámos os diferentes aspectos da fluorescência nuclear, citoplasmática e mitótica observados de acordo com as recomendações do 1.º consenso internacional sobre a normalização da nomenclatura dos NAA (ICAP 2014). De seguida, analisámos o significado clínico das marcas citoplasmáticas.

Os nossos resultados mostraram uma elevada prevalência de NAA, particularmente em mulheres jovens. Ao contrário da fluorescência do fuso mitótico, a fluorescência citoplasmática não é rara. A fluorescência citoplasmática foi predominantemente granular. Os aspectos reticulados e filamentosos foram menos frequentes. A tomada em consideração destes aspectos citoplasmáticos particulares isolados, de acordo com as recomendações do ICAP, permitiu-nos completar o diagnóstico clínico com investigações específicas.

No entanto, o nosso estudo é limitado pelo tamanho da amostra, pela natureza retrospetiva e pela falta de informações clínicas.

Em conclusão, os nossos resultados sublinham o facto de a IFI das células Hep-2 ser uma técnica global que pode fornecer dados úteis ao clínico. A comunicação dos resultados de NAA deve incluir aspectos de marcação nuclear, citoplasmática e mitótica. Na prática médica, o significado da fluorescência citoplasmática na procura de NAAs não é inequívoco. Enquanto alguns aspectos não têm valor diagnóstico, outros são de real interesse clínico e devem ser reconhecidos e mencionados pelo biólogo, de modo a implementar técnicas para identificar estes Ac quando necessário, como parte de uma boa colaboração clínico-biológica.

REFERÊNCIAS

1. Damoiseaux J, von Mühlen CA, Garcia-De La Torre I, Carballo OG, de Melo Cruvinel W, Francescantonio PLC, et al. International consensus on ANA patterns (ICAP): the bumpy road towards a consensus on reporting ANA results. Autoimmun Highlights. 2016;7(1):1.

2. Agmon-Levin N, Damoiseaux J, Kallenberg C, Sack U, Witte T, Herold M, et al. Recomendações internacionais para a avaliação de autoanticorpos para antigénios celulares referidos como anticorpos antinucleares -Ann Rheum Dis. 2014;73(1):17 23.

3. Damoiseaux J, Andrade LEC, Carballo OG, Conrad K, Francescantonio PLC, Fritzler MJ, et al. Relevância clínica dos padrões de imunofluorescência indireta HEp-2: A perspetiva do Consenso Internacional sobre padrões ANA (ICAP). Anais das Doenças Reumáticas. 2019;78(7):879 89.

4. Chan EKL, Damoiseaux J, Carballo OG, Conrad K, de Melo Cruvinel W, Francescantonio PLC, et al. Relatório do Primeiro Consenso Internacional sobre Nomenclatura Padronizada de Padrões de Células HEp-2 de Anticorpos Antinucleares (ICAP) 2014-2015. Fronteiras em Imunologia. 2015;6(JUL):1 13.

5. Rita B, Jennifer MA, Danièle A. Impacto do teste de anticorpos antinucleares na prática clínica diária. Jornal Médico Suíço. 2021

6. Jetée LM, Peter HS. Rastreio de ANA: um teste antigo com novas recomendações.Ann Rheum Dis. 2010;69(8)1420-2

7. Solomon DH, Kavanaugh AJ, Schur PH, Guidelines AC of RAHC on IT. Diretrizes baseadas na evidência para a utilização de testes imunológicos:

Teste de anticorpos antinucleares. Arthritis Care & Research. 2002;47(4):434 44.

8. Aringer M, Costenbader K, Daikh D, Brinks R, Mosca M, Ramsey-Goldman R, et al. 2019 Liga Europeia contra a ReumatismoZAmerican College of Rheumatology Classification Criteria for Systemic Lupus Erythematosus. Arthritis Rheumatol. 2019;71(9):1400 12.

9. Pashnina IA, Krivolapova IM, Fedotkina TV, Ryabkova VA, Chereshneva MV, Churilov LP, et al. Antinuclear Autoantibodies in Health: Autoimmunity Is Not a Synonym of Autoimmune Disease. Antibodies (Basileia). 2021;10(1):9.

10. Naides SJ, Genzen JR, "Abel G, Bashleben C, Ansari MQ. Variabilidade do método de teste de anticorpos antinucleares: um inquérito aos participantes no Colégio de Patologistas Americanos de Reumatologia. 2020;47(12):1768 73.

11. Goulvestre C. Anticorpos antinucleares. La Presse Médicale. 2006;35(2):287 95.

12. Tozzoli R, Bizzaro N, Tonutti E, Villalta D, Bassetti D, Manoni F, et al. Guidelines for the laboratory use of autoantibody tests in the diagnosis and monitoring of autoimmune rheumatic diseases. Am J Clin Pathol. 2002;117(2):316 24.

13. Albarede S, Guyard A, Daunizeau A, Graeve JD, Pham B-N. Bioquímica especializada / Imunopatologia.2007

14. Nanda R, Gupta P, Patel S, Shah S, Mohapatra E. Incomum padrões de anticorpos antinucleares como indicadores de diagnóstico.

Clin Biochem. 2021;90:28 33.

15. Chauhan R, Jain D, Dorwal P, Roy G, Raina V, Nandi SP. A incidência de padrões de imunofluorescência e autoanticorpos específicos observados em pacientes autoimunes em um centro de atendimento terciário. Eur Ann Allergy Clin Immunol.2019;51(4):165 73.

16. Betancur JF, Londoflo A, Estrada VE, Puerta SL, Osorno SM, Loaiza A, et al. Padrões pouco comuns de anticorpos antinucleares que reconhecem antigénios do aparelho do fuso mitótico e associações clínicas. Medicine (Baltimore). 2018;97(34):e11727.

17. Tomasik T, et al. Analysjs of the impact of sex and age on the variation in the prevalence of antinuclear autoantibodies in Polish population: a nationwide observational, cross-sectional study. Rheumatol Int. 2022;42(2):261 71.

18. Pascolini S, Vannini A, Deleonardi G, Ciordinik M, Sensoli A, Carletti I, et al. COVID-19 e desregulação imunológica: os autoanticorpos podem ser úteis? Clin Transl Sci. 2021;14(2):502 8.

19. Beenet L. Papel dos anticorpos antinucleares em pacientes com COVID-19. J ImmunolMethods. 2022;502:113215.

20. Gregg ED, Christine GP, Clarice RW, Caroll ACo, Jesse W, Darryl CZ et al. Aumento da prevalência de anticorpos antinucleares nos Estados Unidos Arthrite Rheumatol. 2020

21. Huck S, Zouali M. Gender-related factors and autoimmune pathologies (Factores relacionados com o género e patologias auto-imunes).

imune. Annales de l'institut Pasteur / Actualités. 1996;7(2): 143

22.   Spector TD, Oilier W, Perry LA, Silman AJ, Thompson PW, Edwards A. Níveis de testosterona livre e sérica em 276 homens: Um estudo comparativo de artrite reumatoide, espondilite anquilosante e

controlos saudáveis. ClinicalRheumatology. 1989;8(1):37 41.

23.   Seema C , Yashwant K, Mahendra K , Aman S ,Ranjeet B , Ranjana WM.Prevalência de auto-anticorpos para antigénios citoplasmáticos celulares e mitóticos em relatórios de rotina de anticorpos antinucleares: Implementação do consenso internacional sobre diretrizes de padrões de anticorpos antinucleares. 2021

24.   Brom M, Carrizo CE, Arana RM, Pisoni CN. Descrição clínica de pacientes com padrão de pontos discretos citoplasmáticos (lisossomo) na imunofluorescência indireta em células HEp-2. Clin Rheumatol. 2018;37(12):3435 7.

25.   Koh WH, Dunphy J, Whyte J, Dixey J, McHugh NJ. Caracterização de anticorpos anticitoplasmáticos e suas associações clínicas. Annals of the Rheumatic Diseases. 1995;54(4):269 73.

26.   Lutteri L, Dierge L, Pesser M, Watrin P, Cavalier E. Um laboratório de autoimunidade sem papel: mito ou realidade? Annales de Biologie Clinique.
2016;74(4):477 89.

27.   Xi Q, Wu Y, Li L, Cai B, Zhang J, Yang B, et al-Anti Mitotic Spindle Apparatus Antoantibodies: Prevalence and Disease Association in Chinese Population (Antoanticorpos contra o Aparelho do Fuso Mitótico: Prevalência e Associação com Doenças na População

Chinesa). J Clin Lab Anal. 2016;30(5):702 8.

28.   Pieter V, Xavier B. Prevalência e significado clínico dos perfis
       de anticorpos antinucleares raros.Rev auto
       immune.2013;12(10)998-1003.

Resumo

Introdução: Embora os testes de NAA sejam frequentemente solicitados na prática, a comunicação dos resultados carece de normalização entre laboratórios. No 1.º consenso internacional sobre a normalização da nomenclatura dos NAA (ICAP 2014), recomenda-se que a fluorescência citoplasmática e do fuso mitótico seja combinada com a fluorescência nuclear aquando da comunicação dos resultados dos NAA.

O objetivo do nosso estudo foi descrever os diferentes aspectos da fluorescência observados durante a pesquisa de NAAs e estudar o significado clínico associado aos aspectos da marcação citoplasmática.

Material e métodos: Estudámos todos os pedidos de testes de NAA recebidos no nosso laboratório durante um período de 11 meses (janeiro de 2021-novembro de 2021). O teste de NAA foi realizado por imunofluorescência indireta (IFI) em células Hep-2 (EUROIMMUN® Alemanha).

Resultados: Entre os 2952 pedidos de análise de NAA recebidos durante o período do estudo, observou-se fluorescência nuclear em 86% dos casos, principalmente fluorescência salpicada (89,5%), fluorescência citoplasmática em 8,6% dos casos (14% isolada e 86% associada à fluorescência nuclear) e fluorescência do fuso mitótico em 0,2% dos casos. Os aspectos da marcação citoplasmática mais frequentemente observados foram granular (85%), reticulada (7,5%), fibrilar (4,5%), bastonetes e anéis (1,5%) e polar/golgi-like (1,5%). Estes aspectos estavam associados a várias situações clínicas: conectivite em 20 doentes (17 casos de lúpus eritematoso sistémico, 2 casos de síndrome de Gougerot Sjogren e 1 caso de esclerodermia), doença pulmonar intersticial difusa em 6 doentes, artrite reumatoide (AR) em 4 doentes, polimiosite em 4 doentes, dermatopolimiosite num doente e 1 caso de cirrose biliar primária (CBP). Foram ainda observadas outras situações clínicas menos específicas, nomeadamente manifestações mucocutâneas, articulares, oculares, tromboembólicas e neurológicas. Curiosamente, três doentes apresentavam uma determinada fluorescência citoplasmática isolada, o que nos levou a efetuar investigações mais específicas. Isto ajudou a estabelecer os diagnósticos de miosite necrosante com anticorpos anti-SRP num caso, síndrome anti-sintetase com anticorpos anti-Jo1 noutro e PBC com anticorpos anti-mitocondriais do tipo M2 associados a AR no terceiro doente.

Conclusão: Os nossos resultados mostram uma maior prevalência de fluorescência nuclear e citoplasmática do que a descrita na literatura. A prevalência de fluorescência mitótica, por outro lado, parece ser rara. Na prática, o significado da fluorescência citoplasmática no teste de NAA não é inequívoco. Certos aspectos citoplasmáticos podem ter um interesse clínico real. Daí a importância de estar atento a estes aspectos e de os mencionar mesmo quando os NAA são negativos, a fim de implementar técnicas de identificação destes Ac, quando necessário, no âmbito de uma boa colaboração clínico-biológica.

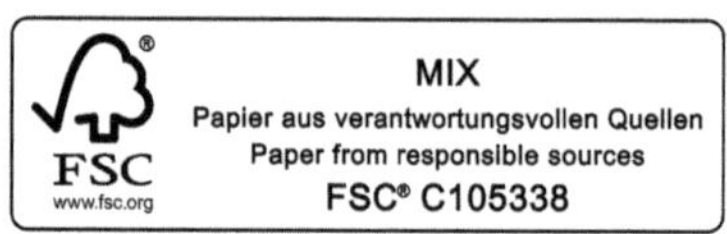